NOTICE

EAUX SALINES-IODO-CHLORURÉES

DU MIRAL

PRÈS DE LUC (Drôme)

PAR LE Docteur A. CHEVANDIER

Membre correspondant de la Société de Médecine
et de Chirurgie de Montpellier
et de la Société impériale de Médecine de Lyon, etc., etc.

IMPRIMERIE JULES CÉAS, Sr DE MARC AUREL

RUE DE L'UNIVERSITÉ, 9

1862

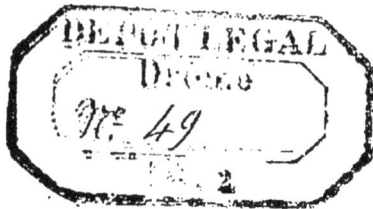

NOTICE

SUR LES EAUX SALINES

DU MIRAL

VALENCE, IMPRIMERIE JULES CÉAS

NOTICE

SUR LES

EAUX SALINES-IODO-CHLORURÉES

DU MIRAL

PRÈS DE LUC (Drôme)

PAR LE Docteur A. CHÉVANDIER

Membre correspondant de la Société de Médecine
et de Chirurgie de Montpellier
et de la Société impériale de Médecine de Lyon, etc., etc.

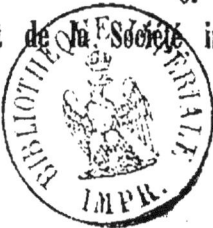

VALENCE

IMPRIMERIE JULES CÉAS, Sr DE MARC AUREL

RUE DE L'UNIVERSITÉ, 9

—

1862

EAUX

SALINES-IODO-CHLORURÉES

DU MIRAL

CHAPITRE Iᵉʳ

LE LAC. — LE CLAPS. — LUC. — LE MIRAL

La rivière de la Drôme, sortie des montagnes qui
séparent l'arrondissement de Die du département
des Hautes-Alpes, coule d'abord dans une gorge si
étroite que son lit en occupe tout le fond. Mais bientôt, grossie du torrent de Maravel, elle arrive dans
un vaste bassin couvert de vertes pelouses relevées
de massifs d'ormes, de saules et de peupliers.
Deux longues files de ces derniers garnissent les
bords de la route impériale, qui relie Sisteron à
Valence, et traverse, en diagonale, ce lieu qu'on
nomme le lac de Luc.

De nos jours rien ne justifie plus cette dénomi-
nation, si ce n'est quelque large flaque d'eau à la
surface de laquelle de frêles roseaux inclinent
leurs plumets gris. La disposition et la nature du
terrain, l'arrêt des graviers, la vase qui garnit
le lit de la rivière, indiquent à leur tour que
pendant de longues années toutes ces terres

formèrent le fond d'une vaste nappe d'eau, qui s'étendait à droite et à gauche vers les villages de Lesches et de Beaumont.

A l'extrémité de cette plaine, à laquelle le sol, l'eau, les hautes herbes et les grands arbres donnent un aspect si doux et si tranquille, un spectacle tout différent attend le voyageur.

Emportée par la rapidité du chenal creusé par les ingénieurs, la Drôme s'élance sous un pont-tunel pratiqué dans le roc et se précipite sur d'énormes blocs situés à douze ou quinze mètres au dessous. Quand les eaux sont grossies par de fortes pluies, elles forment une cataracte imposante.

D'ailleurs tout ici contribue à faire sortir violemment l'esprit de la rêverie où le portait naguère le paysage que j'ai décrit. Le versant sur lequel la route descend, est misérable, garni de quelques lavandes, presque nu. La montagne qui est en face offre une large cicatrice qui s'étend des flancs au sommet d'où se sont précipités, en 1442, dans une course effrénée, tous ces rocs immenses qui semblent nous fermer toute issue, et nous étreindre dans un cercle de désolation. Quand, le soir, on vient visiter ce lieu, mille idées fantastiques ne tardent guère à envahir l'esprit, surtout si, à la faveur de la lune, toutes ces masses énormes, debout ou inclinées, jettent les unes sur les autres leurs grandes ombres brisées.

L'album du Dauphiné a donné du Claps l'historique, la description et le dessin; et je connais plus d'un artiste qui de ce point de vue étrange a enrichi ses cartons.

Après avoir franchi un second pont, la route se dirige vers Luc, sur un plan assez rapide, à travers de gigantesques rochers suspendus au dessus et au dessous d'elle ; tandis que la rivière fait encore là, sur les blocs roulés jusque dans son ancien lit, une chute plus profonde que la première.

Devenues plus tranquilles et retenues par des barrages, ses eaux s'en vont maintenant dans des canaux d'irrigation fertiliser tout le pays qui s'étend entre Luc et Die. Cette dernière ville est assise au fond de la vallée, à 18 kilomètres, sur une petite ondulation de terrain. Elle occupe à peu près le point où la Drôme, après avoir coulé du sud-est au nord-ouest, se détourne tout-à-coup pour courir droit au Rhône, dans lequel elle se perd entre les gares de Loriol et de Livron.

Mais c'est à Luc que nous devons nous arrêter : aussi bien ce petit chef-lieu de canton fait tous ses efforts pour nous retenir.

C'est un joli bourg, qui élève assez prétentieusement le clocher de son église au dessus du riche verger qui l'entoure ; aligne ses rues ; blanchit ses habitations ; étend ses faubourgs comme deux ailes ; se taille des places ; rêve plantations, promenades, érections de fontaines ; s'endimanche, et bref, fait tout son possible pour captiver notre attention.

Entrepôt des produits des montagnes, Luc est un petit centre d'activité et de commerce. Nul doute que l'établissement du Miral ne lui donne bientôt plus d'importance. Le Miral n'est qu'à deux pas, à deux kilomètres ; et un si mince espace est bien vite parcouru par les voitures, qui font plusieurs fois le trajet chaque jour. Profitons du premier départ ; le temps est beau comme toujours en cette saison. Mais les matinées et les soirées sont fraîches ; nous sommes dans les montagnes : mettons quelque précaution à nous couvrir. Tenez, voilà l'établissement ; il est indiqué par ce joli toit de tuiles plates que vous remarquez au-dessus de ces grands noyers. Nous quittons la route impériale, pour suivre pendant 300 mètres à peine le chemin de grande communication, établi entre la vallée d'Aigues et celle de la Drôme, qui relie notre arrondissement à celui de Nyons. Nous voici à notre destination.

Abandonnons notre conducteur et sa voiture sous ce grand arbre, dont l'ombre sera quelquefois votre refuge pendant la journée. A gauche le coteau s'élève en pente assez douce ; à ce petit kiosque peint en vert aboutit le chemin que nous allons prendre ; il y forme un lacet pour nous faire arriver plus facilement à l'entrée de l'hôtel, à la buvette et aux sources.

Je suis peut-être un peut prétentieux quand je vous parle de tout cela. Comment dois-je m'exprimer pour être vrai ? Le plus simplement possible, n'est-ce-pas ? Je continue : tout ce que vous voyez devant vous est fait depuis deux ou trois ans, les profondes tranchées creusées pour la recherche et le captage des eaux, le tunel au fond duquel est la source dite de la Galerie, la buvette établie à gauche au pied de ces trois ou quatre cerisiers, qui sont les parrains de la source trouvée sous leurs racines. Quant aux douze cabinets de bain, à celui des douches, à la salle d'attente, au petit jardin, à la chaudière à vapeur installée derrière cette première partie de l'établissement, ils sont de date plus récente. Enfin ce corps de bâtiment, qui étale si volontiers, au-dessus de la toiture des bains, son balcon élégant, dont quatre portes-fenêtres nous ouvrent l'accès, surmontées elles-mêmes de deux étages symétriques au premier, cet hôtel, ai-je dit, a été bâti depuis la fin de la dernière saison.

Je vous fais grâce des détails de l'intérieur et vous dis bref et net qu'il renferme une vingtaine de chambres et autant de lits réservés aux malades qui auront à faire une sudation au sortir du bain ou de la douche.

Permettez-moi de vous répéter un peu complaisamment que c'est l'œuvre de trois années, je dirais presque d'un seul homme, si je ne craignais d'être injuste à l'endroit de deux ou trois copropriétaires du Miral.

Comment il est arrivé que les choses aient marché si vite, le voici. Il n'est au monde nul instrument qui fasse plus de bruit qu'un malade, jusqu'ici incurable, guéri. Or beaucoup de malades sont venus là des environs et s'en sont retournés chez eux avec des guérisons solides. Jugez du travail que les échos ont eu à faire. De voisinage en voisinage la renommée du Miral s'est étendue, si bien qu'à la saison dernière, la première qui en réalité mérite ce nom, on a donné un millier de bains.

Mais pourquoi n'avait-on pas fait là un établisse-

ment ? — Connaissait-on les sources ? — Votre
pays a été parcouru par une voie romaine probablement très-fréquentée ? — Luc était une station
militaire importante ; et Die, qui conserve encore un arc de triomphe romain, *Dea Vaucon-
tiorum,* n'était-elle pas la capitale des Vauconces?—
Les Romains aimaient assez les eaux minérales
pour ne jamais les laisser perdre. Vous avez dû
trouver des vestiges d'anciens thermes ? — Je
suppose que mon interlocuteur est un érudit, et
qu'il me presse de questions, ainsi que nous avons
tous un peu l'habitude de le faire dès que nous
arrivons, touriste, flâneur ou baigneur, en quelque
station thermale dont nous avons lu la notice
obligée.

Je me hâte de répondre, quoique je sois un peu
confus d'avouer que nous n'avons trouvé dans nos
fouilles que de l'eau fortement minéralisée et pas
la moindre trace d'établissement ancien. Non,
en vérité, il n'y avait là rien qui indiquât qu'on eût
jamais pris garde au suintement d'eau minérale
que tout le monde connaissait, ni au petit filet qui
s'en échappait pour se perdre bientôt dans des
terres labourées. Cependant la tradition et quelques
actes notariés nous apprennent que les habitants
de Poyols (village situé à trois kilomètres) avaient
longtemps échappé à l'impôt des gabelles, en
venant puiser, pour les besoins de leurs ménages
ou de leurs bestiaux, à une source salée, située
au quartier du Miral ; que cette source et cette
ressource dénoncée aux gabelous, ceux-ci la firent
perdre, et ramenèrent ainsi aux caisses de l'État

quelques pauvres livres tournois. Depuis l'accomplissement de cet acte un peu cruel sinon intelligent, il n'est plus question de la fontaine du Miral ; et personne n'en avait souci, sauf les pigeons du voisinage qui venaient boire les quelques gouttes salées suintant à la surface de ce sol inculte.

Ce n'est pas la première fois que les animaux montrent plus d'esprit que l'homme. Maintenant que ces eaux ont été aménagées et recueillies, qu'elles ont révélé à l'analyse une richesse minérale peu commune et produit des cures merveilleuses, si vous vous décidez à venir en user pour remettre votre santé en bon train, permettez-moi de vous donner quelques avis utiles.

CHAPITRE II.

HYGIÈNE DU BAIGNEUR.

Le mot hygiène a plus d'extension qu'on ne lui en accorde d'ordinaire dans le monde, où on l'applique seulement à la diététique. Ne vous étonnez donc pas de tout ce que je vous dirai.

Et, tout d'abord, une fois la résolution prise d'aller faire une saison minérale, arrangez derrière vous vos affaires de telle sorte que vous n'ayez plus à vous en occuper. Les préoccupations ne valent rien. C'est de votre santé seule qu'il s'agit et non plus de vos intérêts en péril. Je ne prétends point qu'il vous soit utile de vous palper tout le long du jour et du corps; de faire des théories médicales sur votre maladie. Non certes. Gardez-vous même de vous impatienter contre votre cure; cela vous conduirait à l'abus des moyens puissants dont nous disposons et dont vous devez nous abandonner toute la direction. Laissez-vous guider et ne vous mêlez point trop de ce que l'on prétend faire pour vous guérir. Si vous manquez de docilité, vous ne manquerez pas de prétention à vous soigner vous-même, et vous mésuserez bientôt des eaux dont vous ne soupçonnez point la force.

Ce n'est pas à dire non plus que vous ne deviez communiquer au médecin vos observations personnelles ; elles peuvent lui être d'un grand secours. Faites-le donc souvent ; interrogez-le quelquefois, obéissez-lui toujours ; à moins que, conduisant la chose à votre guise, vous soyez décidé à ne vous en prendre qu'à vous-même de tout ce qui pourra arriver d'une cure *ad libitum*. Dans l'une comme dans l'autre alternative retenez bien ceci :

Le mouvement engendre le mouvement : cela est tout aussi vrai en physiologie qu'en mécanique. Le repos use plus qu'une activité régulière : cette seconde loi est tout aussi incontestable que la première. Si vous vous laissez aller au repos, le sang, la lymphe, les fluides eux-mêmes tombent dans une sorte de paresse qui est le fait de votre inertie morale. Leur progression est lente parce que le système nerveux est dans une sorte d'apathie, d'insouciance due à la passivité dans laquelle votre manque de volonté laisse le cerveau. Les glandes sécrètent peu et mal ; faisant un méchant travail, elles fournissent de mauvaise grâce des liquides peu élaborés, qui seront sans utilité pour l'acte digestif, si, par exemple, il s'agit d'activer la sécrétion des glandes salivaires ou des glandes utriculaires à pepsine de l'estomac. En même temps les glandes sudoripares peu excitées, la fonction éliminatrice de la peau sera imparfaite ou suspendue; et, en tout cas, les transpirations seront sans valeur. L'influence d'une pareille inertie organique reviendra, par une sorte de mouvement de retour, vers le cerveau, qui en tout ceci est le premier coupable.

Il faut donc vouloir se distraire, et pour cela chercher d'abord parmi les baigneurs quelqu'un dont la compagnie puisse vous être agréable. L'agréable et l'utile se touchent ici. Ensemble vous entreprendrez des promenades et bientôt des courses, dont l'idée seule vous eût fatigué.

Au tableau que je viens de tracer il est facile de faire son pendant, pour défendre la loi du mouvement. Voici un malade bien décidé à en finir avec le mal. Il a des digestions difficiles, des engorgements lymphatiques, la déambulation lente, que sais-je moi ! Un jour, encouragé par quelqu'un avec qui il vient de lier connaissance, il se hasarde à entreprendre une promenade ; il va plus loin qu'il ne l'aurait cru. Fier de son succès de la veille, il allonge le lendemain son étape.

La marche a déraidi ses articulations, décidé une secrétion plus abondante et plus louable de synovie ; ses roues sont mieux graissées, comme disent nos paysans en leur langage pittoresque ; ses mouvements sont plus faciles et sa fatigue moindre. Au dedans, les choses se font aussi de mieux en mieux : la première force motrice, la volonté se ranime et s'émeut au contact multiple de la nature, qui la stimule par tout ce qu'elle présente aux sens et à l'imagination ; le cerveau sort de son engourdissement, sorte de côma intellectuel ; les nerfs de la vie de relation entrent plus vivement en exercice, en recevant de leur centre d'émergence une activité qu'ils communiquent aux organes où ils aboutissent. Les nerfs de la vie organique reçoivent à leur tour cette impulsion heureuse; le cœur bat avec plus de régularité, la grande et la petite circulation se font avec rhythme, l'animation devient générale; les synergies se rétablissent entre les organes; les liquides blancs abandonnent enfin les ganglions où ils stagnaient; l'acte respiratoire s'accomplit avec amplitude; la peau se congestionne par le frottement que lui impriment des vêtements commodes et chauds; et le sang ainsi vivifié est pour l'encéphale un stimulant certain, qui fait naître dans l'esprit des idées plus riantes et met en fuite les ennuis.

Une fois ce premier effort volontaire accompli, vous êtes porté à voir les choses sous leur jour le meilleur. Si les grands spectacles de la nature ne sont point à portée de vos sens, les bonnes dispositions de votre esprit y suppléent en quelque sorte; et vous vous consolez facilement des ruines que vous n'avez pas rencontrées, des grands bois qui ne s'étendent point devant vous, en reportant votre attention sur des bœufs accouplés sous le joug, sur un troupeau qui rumine à l'ombre, sur un toit qui fume et un groupe de paysans au repos. Soyez, si c'est possible, simples, vrais et naïfs, sans prétention, et vous serez aussitôt assez artistes pour que rien ne vous paraisse, plat, monotone, vulgaire et fade.

Insister plus longuement ce serait tomber dans

une sorte de pédagogie, que je vous prie de me pardonner, si vous trouvez que j'y sois déjà.

Vêtements. — Le malade ne doit pas oublier que la réaction cutanée est nécessaire à sa cure. Dès lors, ne vous laissez point séduire, au matin, par le soleil qui dore le coteau en face de votre fenêtre; et, le soir, ne vous abandonnez pas avec trop de confiance au souvenir de la chaleur qu'il a fait pendant le jour. Vous compteriez sans les prompts refroidissements, dus aux courants d'air rapides qui circulent dans nos vallées étroites. Aux premières et aux dernières heures de la journée, prenez des vêtements de laine. Les imprudences se payent toujours fort cher; et c'est la santé qui en fait les frais.

Aliments. — Je ne puis donner ici que des avis généraux, susceptibles de modifications imposées par la maladie et le malade. Cependant, comme la plupart de ceux qui auront à user des eaux du Miral, sont dans un état de maladie ou d'affaiblissement qui exige une diète réparatrice, je leur recommande une nourriture qui soit plus généreuse qu'abondante. La viande en apprêts les plus simples, bouillie ou rôtie, rôtie surtout et non calcinée, voilà la base du régime auquel les substances végétales peuvent concourir dans des proportions variées.

C'est pour apprendre aux baigneurs ce qui est nuisible que je donne ces avis, et non pas pour établir la série des aliments les plus convenables. Les eaux du Miral produisent une excitation générale, à laquelle on aurait tort de s'imaginer qu'il faut aider par un régime de haut ton. Ne semble-t-il pas, en effet, qu'il soit logique de dire : puisque c'est par l'excitation qu'on nous guérit, excitons-nous, et plus nous nous exciterons, plus vite nous serons valides. Cette façon de raisonner n'est point rigoureuse. Toutes les liqueurs fermentées, le vin, la bière même, pris sans mélange d'eau, sont nuisibles. On ne peut en user que s'ils sont spécialement conseillés.

Les aliments frits irritent souvent les estomacs délicats, dont l'eau chlorurée active déjà la vitalité. Les prunes, les poires non mûres, les abricots doivent être évités avec quelque soin, à moins que l'habitude n'ait établi une sorte d'immunité. Les eaux du Miral prédisposent à la diarrhée que ces fruits donnent souvent ; or, un flux intestinal abondant pourrait devenir très-préjudiciable.

Il est encore d'une bonne hygiène et surtout d'une réserve excellente, commandée par les moindres notions de chimie, de ne pas user de boissons acidulées : les acides peuvent neutraliser ou pervertir les propriétés des eaux du Miral. La limonade gazeuse, les eaux de Seltz, de Condillac, d'Orel, etc., sont formellement signalées comme nuisibles ; non qu'elles ne possèdent des qualités précieuses, mais par cela même que ces qualités se heurtent à celles de nos sources chlorurées.

Le repas du soir ne peut être copieux que s'il est pris de bonne heure. Dans le cas contraire, le sommeil, déjà troublé ou appesanti par l'action des eaux, serait plus compromis encore par une digestion laborieuse. Déjeuner le matin, une

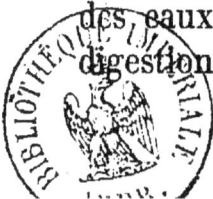

heure environ après la sortie du bain, bien dîner à midi et souper légèrement à la nuit tombante, telle me paraît être la meilleure organisation des repas.

Enfin les veilles trop prolongées exposent au refroidissement et à l'impression fâcheuse de la nuit, si elles sont passées en plein air, et à l'échauffement, si les heures se passent au café, où se rencontrent les dangers que j'ai déjà signalés. Se coucher à neuf ou dix heures, se lever à cinq ou six, voilà ce que chaque baigneur devrait faire pour bien profiter des sept ou huit heures de sommeil dont il a besoin.

CHAPiTRE III.

DE L'USAGE DES EAUX.

USAGE INTERNE.

Les eaux sont fournies par trois sources : l'ordinaire, celle du Cerisier et celle de la Galerie. La première, légèrement alcaline, sans saveur marquée, sert aux usages journaliers et à étendre les eaux des deux autres dans la confection des bains. La seconde, onctueuse au toucher, salée, sans amertume marquée, fraîche à la bouche, légère à l'estomac, est celle dont la plupart des malades ont à user en boissons. A la dose de cinq ou six verres, elle est purgative ; laxative à des doses moins élevées, elle est seulement apéritive et digestive si on la prend avec beaucoup de modération. Elle produit alors une sorte d'excitation générale qui se manifeste presque toujours, par de l'éveil, de l'agitation même et une sorte d'hyperesthésie du côté des organes génito-urinaires. Elle procure aussi, à la longue, des bouffées de chaleur et des transpirations qui deviennent très-abondantes pendant la nuit. Elle nous est surtout précieuse en ce sens qu'elle est une atténuation

naturelle de l'eau de la Galerie, dont il ne faut user
à l'intérieur qu'avec beaucoup de réserve. De plus,
la présence des sulfates anhydres de soude et de
chaux (0,330) lui donne des propriétés particulières et précieuses. Voici le tableau analytique qui
a été dressé par le chimiste de l'Académie de médecine, M. O. Henry :

« D'après les essais d'indication, dit M. Ossian
» Henry, l'eau du Miral (source du Cerisier) est
» une eau saline-chlorurée, riche en principes
» minéralisateurs au nombre desquels existent
» en première ligne des *chlorures alcalins* et *ter-*
» *reux*. On y trouve aussi quelques traces de
» *sulfates* et de *bicarbonates de chaux* et de *ma-*
» *gnésie*; du *fer*; des *iodures* et des *bromures* en
» proportions non douteuses, enfin de la *silice* et
» des *silicates*. »

Rapportée à 1,000 grammes de liquide, elle
présente la composition chimique suivante :

SOURCE DU CERISIER.

Bicarbonate de chaux	0,460
— de magnésie	
Chlorures de sodium.................	5,730
— de potassium	0,930
— de calcium	1,400
— de magnésium	1,380
Sulfates anhydres de soude	0,330
— de chaux	
Iodures et bromures alcalins....	traces fort sensibles
Sesqui oxyde de fer.................	0,030
Silice ou silicates	0,045
Matières organiques................	
TOTAL.................	10,305

« Les eaux salines-iodo-chlorurées, continue
» M. O. Henry, sont douées de vertus médicales
» qu'on ne saurait contester, et l'expérience a
» constaté depuis longtemps leur efficacité. Nous
» ne doutons pas dès lors que l'eau de la source
» du Miral ne remplisse les mêmes conditions et
» qu'elle ne devienne une précieuse ressource pour
» la thérapeutique, ainsi qu'un bienfait pour le
» pays qui la possède. »

Eaux salines-iodo-chlorurées, telle est la déno-
mination composée qu'il leur a donnée. — Paris,
février 1860. O. HENRY.

En général on boit beaucoup trop aux sources
minérales. Les doses massives ne sont point celles
qui pénètrent le plus dans l'économie et produisent les meilleurs effets curatifs. Elles agissent
directement sur l'estomac et les intestins, qui ne
veulent point entrer en rapport avec elles, et ne
réagissent que pour s'en débarrasser au plus vite.
La méthode d'insinuation est de beaucoup préfé-
rable, qu'on en soit bien convaincu; et qu'on se
garde alors de brutaliser l'organisme : on n'en
saurait rien obtenir de bon; par de si mauvais
procédés on offense la nature, on ne la convertit pas.

Mais le vulgaire a de la peine à penser ainsi, lui
qui compare presque toujours les cures à un
nettoyage grossier; il réduit tous les détails si
délicats de notre organisme à une sorte de tuyau
de descente, toutes les maladies à un embarras
humoral analogue à celui d'un conduit chargé
d'immondices ou de matière peccante, et toute
médication à une œuvre de ramoneur ou de recu-

reur d'égout. Je suis désolé d'avoir à tenir un pareil langage, et plus encore de penser qu'il est l'expression nette et crue de la vérité. Voilà toute l'anatomie et toute la physiologie des baigneurs les plus indociles. Les plus instruits, capables de comprendre des explications puisées par les médecins à un autre ordre d'idées, se convertissent volontiers à une obéissance raisonnable et raisonnée.

Il est donc d'une très-mauvaise pratique hydrominérale de se gorger d'eau, d'en vanter les effets purgatifs et de se poser comme le prototype du parfait baigneur. Je conseille habituellement au malade de boire deux verres avant le bain et deux verres après. Quand je prescris la source de la Galerie, c'est à des doses moindres.

SOURCE DE LA GALERIE.

Ce ne fut qu'un an après avoir trouvé la source du Cerisier, et en faisant de nouvelles tranchées pour capter l'eau, que celle-ci fut découverte au fond d'une galerie creusée à travers une sorte de grès superficiel et une couche épaisse de cailloux roulés et cimentés de façon à présenter un pouding. Elle courait sur un fond de schiste marneux, soutenu lui-même par une masse argileuse compacte. Cette anatomie géologique du coteau qui fournit les sources me fait penser que celles-ci viennent de loin et traversent probablement des gisements de sel gemme et de plâtre autrefois exploités.

Voici quels résultats ont été fournis par l'analyse de M. Villot, ingénieur des mines de la circonscription.

SOURCE DE LA GALERIE.

Bicarbonate de chaux et de magnésie	0,347
Sulfate de chaux anhydre..............	0,085
Chlorure de sodium	15,952
Chlorure de potassium................	0,367
Chlorure de calcium	3,154
Chlorure de magnésium	0,264
Oxide de fer et silice................	0,010
Iode	0,008
Brome..............................	indiqué
Matières organiques.	
Pas d'acide phosphorique.	

TOTAL...................... 20,187
par litre d'eau.

L'*Ingénieur des Mines*,
signé : VILLOT.

Avignon, 13 juin 1861.

En face d'un chiffre de minéralisation tel que 20 gr. 187 par litre d'eau, on comprend qu'on doive ne pas boire à cette source sans l'avis du médecin, et que celui-ci n'autorise que des doses modérées : un demi-verre, un verre au plus avant et après le bain, telles sont les doses ordinairement prescrites. Cette source est donc presque toute entière réservée aux bains, dans la confection desquels les autres peuvent aussi entrer en proportions plus ou moins grandes (1).

(1) De nouvelles fouilles ont fait découvrir au fond de la galerie d'autres sources beaucoup plus fortes.

USAGE EXTERNE.

Bains. —. Douze cabinets, la bonne organisation
du service et l'excellent aménagement des eaux,
permettent de donner chaque jour un grand nombre de bains. Selon les indications à remplir et
les effets à produire,

1° Leur température pourra être portée et main-
tenue, grâce à une chaudière à vapeur, à 25°
(bains froids); à 30 ou 32° (bains tièdes); à 35 et
40° (bains chauds);

2° Leur durée sera plus ou moins longue, suivant
que les bains seront frais, chauds ou tempérés;

3° Leur minéralisation sera aussi, à volonté,
augmentée ou diminuée, suivant les exigences de
la maladie. J'aurai encore ici à prévenir le baigneur qu'il ne faut point croire que le meilleur
bain est toujours le plus minéralisé. Trouver le rapport exact entre le bain, la maladie et le malade, est
ce qui constitue tout l'art du médecin inspecteur
des eaux. Qu'on ne s'imagine point que la chose
soit des plus faciles.

Quand on a affaire à des eaux peu chargées en
matière minérale, toute infraction à l'avis du médecin peut ne pas être un danger. On ne saurait
en dire autant des eaux du Miral; il m'a déjà été
donné de voir bien des gens renoncer à jouer avec
elles. Elles sont excitantes et altérantes à un très-
haut degré. Je m'attacherai à faire comprendre
toute l'importance de ces recommandations au

chapitre réservé à l'exposition des effets généraux des eaux chlorurées.

Rarement il m'arrive de conseiller des bains avec la source de la Galerie seule ; et, si je le fais, ce n'est qu'après avoir tâté l'impressionnabilité du malade. Ne pas en venir d'emblée à braver cette saturation et ne point en sortir brusquement, telle est la loi qui me gouverne moi-même dans la direction que je donne au traitement hydrologique.

On le voit, je considère la cure minérale comme une sorte de maladie intercurrente à l'affection chronique que j'ai à guérir, et je m'efforce de donner à cette crise passagère toutes les formes d'une entité morbide, caractérisée par ses périodes d'invasion, d'augment, d'état et de déclin, sans jamais chercher à produire des symptômes violents : je dirai pourquoi dans mes prochaines considérations sur la fièvre thermale ou hydrominérale.

J'ai fait munir chaque baignoire d'un petit appareil à palettes, qu'on peut mettre en mouvement à volonté, et qui produit dans le bain une véritable lame, à laquelle j'ai reconnu une sorte d'influence sédative. Il est arrivé à chacun de nous, en prenant un bain, de pousser vers la poitrine ou vers les pieds une masse d'eau, d'éprouver une sensation de massage épidémique, et de déterminer une sorte de courant intra-musculaire. Les palettes, faites de plaques juxta-posées de cuivre et de zinc, détermineront un dégagement électrique très-notable et susceptible d'être d'une grande utilité.

Chaque appareil, mis à la portée du malade, pourra être soustrait ou rendu au moteur commun.

Durée de la cure.—Au Miral, comme dans la plupart des établissements, la cure a une durée moyenne de vingt-cinq jours. Mais rien n'est plus variable que les termes médicaux. Ils subissent des influences constantes qui les poussent en avant et en arrière, et me mettent dans l'impossibilité de fixer la durée.

Beaucoup de malades, ceux chez qui la persistance du mal est occasionnée par une diathèse quelconque, devront faire deux cures dans une saison, en les séparant toutefois par un repos d'une quinzaine de jours. Les autres pourront s'en tenir au temps que j'ai indiqué, et quelques-uns même se contenter d'un traitement moins long.

Douches. — La douche a fait ses preuves ; elle est définitivement intronisée dans le traitement hydrologique, et elle n'a pas été pour peu dans les succès de la méthode thérapeutique du paysan de Grœffenberg, Priestnitz, et de ses successeurs. Elle est en réalité un moyen d'autant plus puissant que, suivant sa direction, sa température, sa force et sa forme, elle peut être tour à tour dérivative, révulsive, stimulante ou sédative. Quant aux propriétés altérantes, aux vertus reconstitutives des eaux salines-iodo-chlorurées-calciques du Miral, c'est surtout pendant une longue immersion qu'elles s'exercent sur le malade et à son profit.

Bains partiels. — Que me reste-t-il à dire des applications externes des sources du Miral ? Bien

des choses assurément que je suis obligé d'omet-
tre, tant le cadre dans lequel je dois me renfermer
est étroit. Je me borne donc à énumérer : 1° les
applications de compresses humides sur des glandes indurées ; 2° les pansements des plaies ou des
glandes suppurées avec de la charpie imbibée ;
3° les bains d'yeux contre les blépharites chroniques ou scrofuleuses et les taches de la cornée ;
4° les injections contre les engorgements utérins,
les vaginites granuleuses, la leuchorrhée, la dysménorrhée, la stérilité chez les femmes; et à
conseiller aux hommes, contre l'impuissance
précoce, la spermatorrhée, les engorgements
indurés du testicule ou de l'épididyme, l'emploi
des fomentations, des douches localisées, etc.
Les cataplasmes ne peuvent être faits avec cette
eau qui détermine promptement la fermentation
de la farine de lin.

Pulvérisation. — Voici un mode nouveau d'ad-
ministrer les liquides médicamenteux et les eaux
minérales. La pulvérisation de l'eau et la respiration d'un air chargé de cette poussière aqueuse
est une idée et une méthode qui ont été instaurées
à Pierrefonds par M. le docteur Sales-Girons ;
qu'il a généralisées et introduites dans la pratique
particulière par l'invention d'un instrument ingé-
nieux. Attaqué par plus d'un critique et entr'autres par un des plus fins et des plus mordants,
M. Champouillon, le rédacteur de la *Revue médicale*,
a défendu son procédé d'une manière efficace, en
provoquant des expériences sur la pénétration des
liquides dans les voies respiratoires. La question,

sans être définitivement jugée, surtout au point de vue thérapeutique, est résolue affirmativement par l'expérimentation : les liquides pulvérisés arrivent dans les poumons et y portent des agents médicateurs.

D'après le rapport lu à l'Académie de médecine, dans sa séance du 7 janvier 1862, par M. Poggiale, il est certain que les liquides pulvérisés pénètrent dans les voies respiratoires. « Les expériences de
» M. Demarquay sur l'homme et sur les animaux,
» celles de MM. Moura-Bourouillou et Tavernier, les
» recherches de M. Fournier, etc., ne laissent aucun
» doute sur la pénétration de l'eau pulvérisée.

» Les eaux qui contiennent de l'acide sulfhy-
» drique perdent par la pulvérisation, en moyenne,
» 60 pour 100 de ce principe sulfureux.

» Les eaux qui renferment du sulfure de sodium,
» comme celles des Pyrénées, n'éprouvent qu'une
» légère altération. »

Il y a tout lieu de penser que les chlorures sont plus stables que les sels de soufre et que les eaux qui les tiennent en solution ne perdent rien de leurs éléments constitutifs par la pulvérisation.

Toutefois, voici quelles conclusions M. Poggiale tire des faits relatés dans le mémoire de M. Auphan, qui, pendant deux ans, a étudié les effets de l'eau pulvérisée sur l'organisme sain ou malade :

1° Les inhalations minérales convenablement pratiquées sont d'une grande ressource dans le traitement des maladies de l'appareil respiratoire ;

2° La méthode qui consiste à faire respirer les eaux minérales à l'état de poussière, selon le procédé de M. Sales-Girons, est appelée, dans certains cas, à rendre de grands services ;

3° L'eau pulvérisée est employée très-utilement contre les angines et les laryngites chroniques, les hépatisations pulmonaires sans complication de tubercules, etc. M. Demarquay et l'un des membres les plus distingués de l'Académie, M. Trousseau, emploient depuis assez longtemps les liquides médicamenteux pulvérisés dans le traitement des maladies chroniques du pharynx et du larynx, et ils déclarent avoir obtenu, à l'aide de cette médication, des résultats heureux.

Pour mon propre compte, je trouve d'autant plus heureuse la pensée qui a porté M. Sales-Girons à faire arriver les principes minéralisés dans les vésicules pulmonaires, que jai eu l'honneur de voir le journal que ce savant dirige, reproduire en entier la première partie d'un mémoire assez volumineux sur l'action des bains de vapeur térébenthinée. J'y signalais la haute importance de cette méthode, que j'ai intronisée dans notre thérapeutique du rhumatisme et des affections catarrhales, et je m'attachais surtout à expliquer les heureux résultats qu'elle a fournis, par la pénétration dans les poumons d'un air chaud chargé de vapeurs résineuses et térébenthinées. Je me dispense de reproduire ces raisons, qui m'ont décidé à faire faire l'acquisition d'un pulvérisateur, dans l'espoir que certains malades, les phthisiques entr'autres, qu'on ne saurait, sans danger, plonger dans des bains, en tireront un véritable profit.

CHAPITRE IV.

DE L'ACTION DES EAUX SALINES-CHLORURÉES.

Avant de rien dire de plus particulier des sources du Miral, qu'il me soit permis de m'arrêter un instant sur la classe des eaux chlorurées. On comprend sans effort que c'est en rapprochant nos sources et surtout leurs analyses chimiques de celles fournies par des sources analogues, en bonne et loyale vogue, que je pourrai établir des inductions thérapeutiques, qui n'ont pas été toutes sanctionnées par une clinique encore trop récente.

Spécificité.— Puisque l'hydrothérapie, en usant seulement d'eau ordinaire presque toujours froide, a obtenu des résultats que personne ne songe à contester, que n'est-on pas autorisé à attendre des eaux minérales administrées avec les appareils fournis par cette méthode? La forme que ceux-ci leur impriment les rend tout d'abord les équivalentes de l'eau froide. Il leur reste en plus leur composition chimique, dont l'importance ne fait pas l'ombre d'un doute, quoique son influence curatrice soit encore mal définie.

De quelle nature est le rapport existant entre la maladie, le malade et le remède? Cela sera toujours difficile à dire. Cependant on peut à priori affirmer, autorisé par le poids des deux premiers termes, toujours inséparables, contre le dernier, et par leur titre dynamique, que ce rapport est plus de l'ordre vital que de l'ordre chimique ordinaire; ce qui revient à dire, en d'autres mots, que la chimie ne peut, avec toutes ses lois connues, donner l'explication des faits produits et enregistrés par la thérapeutique. On conçoit d'ores et déjà que nulle proposition médicale ne puisse reposer sur des chiffres fournis par les analyses. En supposant qu'il fût logique de raisonner ainsi, nous n'aurions pas à nous plaindre du nombre qui représenterait les vertus curatives des eaux du Miral.

Je ne songe point à faire rayonner cette richesse, parce que je suis de ceux qui pensent que les produits de la nature empruntent leurs propriétés dynamiques les plus redoutables et les plus utiles, non point tant à l'abondance de leurs éléments constitutifs, qu'au groupement moléculaire ou atomique sous lequel ceux-ci se présentent.

Le fait de l'innocuité du phosphore rouge amorphe n'est pas une exception. Toutes les substances isomères démontrent cette vérité nouvelle et qui trouble un peu toutes les idées reçues, que le remède réside plus dans la forme qu'on ne l'avait pensé jusqu'ici. Qui comprendra, à l'aide des seules lois connues, qu'un poison violent perde ses propriétés toxiques, ainsi que l'ont constaté les expériences de MM. Bassy, Chevalier et Reynol, en passant par une température qui n'a rien ajouté ni rien enlevé à sa constitution propre, et n'a altéré que sa couleur? Evidemment, il y a là une inconnue dont le rôle nous échappe, mais dont il faut reconnaître hautement la présence.

Eh bien! de l'aveu de tous les médecins-inspecteurs, cette inconnue existe dans toutes les eaux minérales, au point que leurs propriétés curatrices peuvent augmenter, diminuer, varier, sans que de grandes différences soient constatées dans leur composition chimique. A combien de théories certaines sources n'ont-elles pas donné lieu, les unes purement iatrochimiques, les autres dynamiques, si je puis ainsi m'exprimer? N'en sommes-nous pas encore à nous demander, si c'est aux fortes doses de carbonate de soude ou bien aux traces d'arsenic, récemment dénoncées, que les eaux de Vichy doivent leurs vertus? Pourquoi les solutions sulfureuses opérées dans nos officines ne valent-elles pas celles que la nature nous offre? Et comment se fait-il que nos eaux artificielles ne puissent pas produire sur l'organisme, même lorsque la synthèse a été faite par les mêmes chimistes qui avaient fait les analyses, des effets identiques équivalents ou analogues? Pourquoi faut-il aller chercher aux Eaux-Bonnes une médication dont les éléments chimiques sont à chaque instant dans nos mains ? Pourquoi nos huiles iodées, suriodées, resteront-elles toujours, en thérapeutique, bien au-dessous des huiles de squale, de raie ét de foie de morue ? C'est parce qu'il y a là des rapports dynamiques que nous n'avons point aperçus, peut-être parce que nous les demandons trop exclusivement à une science qui ne peut nous les donner. Lui poserions-nous mal la question ? La chose est encore possible.

Le fait que je dénonce n'en est pas moins avéré, et personne ne cherche à disconvenir de son ignorance à cet égard. Je lisais hier encore, dans la *Gazette des Hôpitaux*, le rapport de M. Tardieu sur le service médical des eaux minérales de France, pendant l'année 1859. Or, voici de ce remarquable rapport un passage que je reproduis textuellement : « S'il nous était donné, dit l'hono-
» rable académicien, de tracer le programme
» d'instructions nouvelles à adresser aux méde-
» cins inspecteurs, nous nous efforcerions de leur
» montrer qu'ils doivent considérer la médecine
» thermale comme la grande école de la médecine
» naturelle, comme la plus vaste clinique de ces
» maladies chroniques qui s'établissent en quelque
» sorte au sein de la constitution, et n'en peuvent
» être expulsés que par *ces agents mystérieux et*
» *puissants, ces eaux minérales, qu'avec cette*
» *hauteur de vue et ce bonheur d'expression* qui
» lui sont habituels, l'éminent inspecteur des
» Eaux-Bonnes, M. le docteur Pidoux, appelle des
» *médicaments animés et vivants,* parce qu'ils

» jaillisent du sein de la nature, pour ainsi dire,
» tout préparés à l'assimilation. »

Cette belle période est le résumé de toutes nos
connaissances, je veux dire de tous nos doutes, de
toutes nos inconséquences médicales, en fait d'eaux
minérales. La puissance dans le mystère ! qu'est-
ce à dire? et pourquoi les eaux minérales sont-
elles des *médicaments animés et vivants*?

Les secrets de cette action dynamique sont en-
fermés dans un seul mot, à cause de cela, gros de
questions importantes, spécificité. Celui-ci dénonce franchement notre ignorance. Mais lorsque nous cherchons à découvrir dans les propriétés
stimulantes des eaux les *mystères* de leurs effets,
que prétendons-nous ? Le mot stimulation ne dit
rien ou ne révèle que le phénomène le plus grossier de la réaction vitale. Qu'est-ce, en effet, que
la stimulation produite par le soufre et celle produite par les chlorures? Est-ce là une seule et
même chose ? Evidemment non. La stimulation
n'est que la résultante de cent actions dynamiques
particulières, latentes, antérieures à la réaction
symptômatique et provoquées par le remède spécifique.

Fièvre minérale ou hydrothermale. — De tout
ce qui précède je suis amené à conclure qu'on ne
saurait trop surveiller l'action des eaux minérales.
C'est de cet agent médicateur qu'il est permis
d'affirmer qu'il menace également la maladie et le
malade; comme le glaive de Delphes, c'est une
arme à deux tranchants.

Les propriétés physiologiques des eaux dénon-

cent surtout leur action élective ; et, c'est en obser-
vant le système ou les organes qu'elles ont le plus
vivement impressionnés, que nous tirons nos indications thérapeutiques. N'oublions pas toutefois
que cette électivité est une condition éminemment
favorable à l'action médicatrice, et que c'est aussi
d'elle-même que découlent tous les dangers d'une
médication minérale conduite sans réserve et
comme à l'aventure. S'il est heureux de posséder
un agent qui puisse tirer de l'engourdissement ou
de l'inertie telle ou telle partie du système nerveux,
de suractiver la vitalité du sang et des vaisseaux,
des lymphatiques, des ganglions et de la lymphe,
d'opérer des révulsions énergiques vers des organes capables d'aider aux crises générales, il est
prudent et de bonne médecine de ne produire ces
effets qu'avec mesure, afin de ne pas dépasser le
but qu'on veut atteindre et de ne pas allumer l'in-
cendie dans une maison où l'on ne voulait que
ranimer un foyer éteint. C'est là ce qui arrive
lorsque la fièvre thermale survient.

Beaucoup de médecins pensent que la plupart
des guérisons ne pourraient se faire sans elle. Je
suis d'un avis tout à fait contraire, et je la regarde
comme le signe de violences, qu'il serait avantageux d'éviter. Barthez attribuait la mort prompte
des amputés, après une faute de régime, à ce que
la réaction ne s'établissait pas ou à ce qu'elle se
faisait *trop promptement* et *sans ordre*. Dans ses
leçons sur la perpétuité de la médecine, M. Lordat
reproduit la même idée lorsqu'il dit : « Les chirur-
» giens ont pensé dans tous les temps et aujour-

» d'hui plus que jamais que la réaction la moins
» active serait celle que l'on devrait le plus dési-
» rer. »

Si la cure thermale s'opérait par une sorte de
perturbation brusque, je comprendrais qu'on cher-
chât à provoquer des symptômes violents. Mais la
longueur même du traitement éloigne toute idée
de ce genre.

Action sur la peau. — La guérison est un phénomène multiple autant que l'action des médicaments; et, s'en tenir à l'étude de l'action générale
et profonde des eaux iodo-chlorurées, ce serait
méconnaître la valeur de certains actes fonction-
nels provoqués par leur influence directe. Je veux
parler de celle qu'elles exercent sur la peau, sur
les organes sous-cutanés, sur les plaies ou les
glandes suppurées ou indurées. Il est certain que
cette action immédiate existe et qu'elle peut suffire
quelquefois, si la maladie elle-même est localisée.

L'impression produite sur l'enveloppe externe
du corps est des plus utiles, non point seulement
parce qu'elle provoque des sudations plus ou moins
copieuses, et une sorte d'hyperesthésie révulsive,
mais surtout parce que la plupart des maladies
chroniques, commençant par un arrêt des fonctions de la peau, s'entretiennent par la perversion ou l'impuissance de ses fonctions élimina-
trices.

Le rôle de ces fonctions, dans le maintien de
l'harmonie, est des plus considérables. Il suffirait
d'examiner au microscope sa texture et de découvrir le nombre et la délicatesse de ses éléments

constitutifs, pour comprendre que par là bien des
maladies puissent commencer et doivent finir. A
ne considérer que la partie externe du derme,
formée de tissu conjonctif et de tissu élastique,
contenant des papilles vasculaires et des papilles
nerveuses, des muscles découverts par Kollicher
et nommés redresseurs des poils par Eyland; des
cellules graisseuses entourées du réseau artériel et
veineux si bien décrit par Todd et Bowman, et de
vaisseaux lymphatiques qui ont pu recevoir les
injections mercurielles de Haase, Lauth et Foh-
mann; à ne considérer, dis-je, que cette couche
qui adhère à celle de Malpighi formée elle-même
de cellules épidermiques, on reconnaît bien vite
que les fonctions de la peau ne sont pas seulement
des fonctions de secrétion. Le peu de place que
tiennent dans tout cela les glandes sudoripares
démontre que leurs parties circonvoisines ont aussi
un acte spécial à accomplir.

Qui ignore l'énorme influence de la lumière et
de l'air sur les actes de la peau? Qui ne sait qu'en
étendant un enduit imperméable sur une partie,
on lui procure une sorte d'asphyxie, qui deviendrait
mortelle, si le corps entier était privé du contact
de l'air ambiant? Le séjour dans les lieux bas,
humides et obscurs est funeste; la scrofule y naît.
La peau est alors la première atteinte : elle est
privée d'influences directes lumineuses, caloriques,
électriques, chimiques, nerveuses, respiratoires
peut-être, vitales en un mot.

Il existe chez l'homme une sorte de respiration
cutanée, à l'instar de celle qui a été découverte

chez les grenouilles, par M. Flourens, qui n'est ni celle qui se fait par les branchies ni celle qui s'opère par les trachées, et qui tient peut-être des deux. Quand on considère au microscope, d'un côté la ténuité du réseau vasculaire, de l'autre la finesse des cloisons des cellules épidermiques, on est moins surpris de cette idée que je donne à titre d'hypothèse. Y a-t-il, mieux qu'ici, dans la vésicule pulmonaire, un contact plus immédiat entre le globule de sang et l'air respiré? Non. Je vais quelquefois jusqu'à penser que c'est en empêchant l'oxygénation ou l'électrisation cutanée que M. Robert-Latour a pu arriver, à l'aide des enduits imperméables, à combattre les inflammations dont le derme est le siége.

J'insiste sur le rôle physiologique de cet organe, parce qu'il est celui sur lequel les bains chlorurés agissent directement, et aussi parce que, appelé à enfermer dans une même médication des maladies de nature et de forme différentes, il m'importe de montrer combien elles peuvent être rapprochées dans leurs causes premières et dans les réactions critiques utiles.

CHAPITRE V.

DES ÉLÉMENTS CHIMIQUES DES EAUX DU MIRAL

ET DE L'EMPLOI DE CELLES-CI EN THÉRAPEUTIQUE.

———

Toutes les réflexions qui m'ont été inspirées par l'action spéciale des eaux et surtout par l'importance de certains métalloïdes qu'elles tiennent en solution en si minime quantité, ne détruisent point le fait des propriétés médicales inhérentes à une substance minérale particulière. Ce que j'ai appelé spécificité thérapeutique est une sorte de propriété vitale de la matière. Le soufre a la sienne, les chlorures ont la leur; l'iode, le brôme et l'arsenic sont chacun en possession de leur influence physiologique et thérapeutique. Le minéral en solution, tel est donc le principe primordial de l'action des eaux. Aussi toute notice doit-elle en donner une analyse chimique, et toutes réserves faites sur les qualités de l'ensemble, je crois qu'il est utile de s'enquérir des propriétés de chacune des substances qui y ont été rencontrées.

1° *Chlorure de Sodium*. Ce sel, sel de cuisine, est l'élément qui domine par son abondance dans les eaux chlorurées. Il a des qualités restaurantes, stimulantes, reconstitutives, qui ne sont mises en doute par personne. A dose élevée, il est purgatif ; mais, pris modérément, il aide à l'acte digestif en favorisant la sécrétion du suc gastrique. Tout le monde savait, avant que M. Boussingault l'eût démontré par ses expériences, combien son action est favorable à la nutrition des herbivores.

Au point de vue thérapeutique, on reconnaît qu'il est excitant ou sédatif, suivant l'état dans lequel il trouve le système nerveux ; qu'il est antipériodique, ainsi que le témoigne la clinique des fièvres intermittentes ; qu'il aide enfin à la résolution des glandes et à la cicatrisation des ulcères scrofuleux. Des fomentations d'eau chaude fortement salée m'ont souvent servi à calmer des crampes et des convulsions. Le même sel a été employé contre les taches de la cornée ; il rend tous les jours des services comme antiherpétique, et ce n'est pas sans raison que M. Amédée Latour en a fait la base du traitement de la phthisie tuberculeuse.

2° *Le chlorure de Calcium* exerce aussi une influence très-favorable sur la santé des individus, chez qui les systèmes lymphatique et glandulaire sont prédominants. Il a été expérimenté et préconisé contre les adénites strumeuses par Foucroy, par M. Herpin, par M. Bouchardat qui l'a comparé au chlorhydrate de baryte, si vanté en pareil cas par quelques médecins et entr'autres par Lisfranc. Schrandt l'employa aussi, non sans succès, contre les engorgements mésentériques et les collections de tubercules.

3° *Le chlorure de Magnésium* doit à son tour favoriser l'effet des sels précédents, qui trouvent des coopérateurs plus énergiques encore dans l'Iode et le Brôme, dont nos deux sources contiennent des doses notables.

L'*Iode* et le *Brôme* sont pour ainsi dire les congénères du Chlore dans la nature. Je ne puis entreprendre l'histoire médicale de l'Iode. Sa monographie a été trop bien faite pour qu'il soit utile de répèter ce qui a été dit avec une suprême autorité par les médecins qui en ont fait l'objet d'études approfondies. Il suffit de signaler la présence de ce précieux médicament dans les eaux du Miral, pour que les observations qui seront relatées bientôt ne provoquent plus de surprise.

5° Enfin la présence du *fer* n'est-elle pas aussi une circonstance heureuse, surtout lorsque le plus souvent il arrivera que nous aurons à faire avec des malades affaiblis, dont il faudra remonter l'énergie et refaire la constitution.

L'action désobstruante, fondante et antiherpétique de nos eaux repose sur les propriétés particulières au *Bicarbonate* de *chaux* et de *magnésie* et au *Sulfate de chaux anhydre*.

De la rencontre de tous ces principes minéraux il résulte que les eaux du Miral produisent des effets généraux très-marqués, et tout d'abord l'excitation du système nerveux et du système vasculaire. Elles rubéfient la peau, qui se couvre souvent d'une éruption papuleuse et devient le siége d'un prurit plus ou moins vif. Même en préparant le bain avec parties égales d'eau douce et d'eau minérale la surexcitation nerveuse va jusqu'à compromettre le sommeil ou à le rendre lourd, profond, même comateux ; les rêves sont fréquents et pénibles ; et l'hyperesthésie générale se révèle surtout par des symptômes d'aphrodysie et de congestion.

De la composition chimique de nos sources, des effets généraux qu'elles produisent, de leur action spécifique sur le système nerveux et du retentissement de cette action sur les glandes, les ganglions et les vaisseaux lymphatiques, nous pouvons hardiment conclure à leur haute destinée thérapeutique.

D'un autre côté rapprochées forcément, par leur composition chimique, des sources chlorurées les plus en vogue, Balaruc, Salins, Bourbonne, Niederbronn, Kreuztnach, Hombourg, Neuheim, la Mer, elles appellent à elles toutes les maladies que le nom de ces stations médicales fait surgir à la mémoire du clinicien. Or voici la série pathologique incomplète qu'il faut établir en face des eaux salines-iodo-chlorurées-calciques du Miral :

1° La diathèse scrofuleuse
- glandes engorgées, indurées, supurées ;
- ophtalmie, ulcérations et taches de la cornée ;
- tumeurs blanches, caries, mal de Pott ;
- carreau, engorgements scrofuleux du col de l'utérus, du testicule, etc. ;
- phtisie scrofuleuse, etc.

2° Le rachitisme.

3° Les paralysies
- l'impuissance, l'incontinence d'urine, hémiplégie, paraplégie, etc.

4° La chlorose, l'anémie.

5° L'aménorrhée, la dysménorrhée, la leuchorrhée, la stérilité.

6° Les dartres.

7° La syphilis arrivée à sa période tertiaire.

8° La cachexie paludéenne { accès intermittents rebelles, hypertrophie de la rate et du foie, aglobulie.

9° Le goître.

10° Les névroses.

11° Les plaies d'armes à feu.

Il me resterait à donner à toutes ces inductions théoriques la sanction dune clinique étendue, et, pour que ce travail fut moins incomplet, à étudier toutes les entités morbides inscrites sur ce tableau. Cette tâche étant impossible, je m'appesantirai surtout sur la diathèse scrofuleuse, parce que c'est elle qui m'a fourni les plus nombreuses observations cette année, me réservant de faire de chacune des maladies que j'ai énumérées l'objet d'une étude spéciale à mesure que des cures s'opèreront au Miral.

CHAPITRE VI.

LA SCROFULE.

––––––

Nous voici en face d'une affection générale, dont la phénoménalité est la plus manifeste et la plus désespérante ; tant il est vrai de dire que l'imprégnation de l'économie est complète et la viciation humorale absolue. Il n'est pas un système organique qu'elle ne puisse envahir.

Reconstituer est toujours difficile, même lorsque le principe altérant est connu et que la matière médicale offre ses agents les meilleurs. Mais lorsque tout est mystère dans une maladie, depuis les causes qui l'ont produite jusqu'aux crises spontanées qui la jugent, le problème thérapeutique n'est pas aisé à résoudre.

La scrofule est un élément morbide prompt à se généraliser, à dompter l'organisme et, à la faveur de cet envahissement, à se constituer en diathèse. Déjà, dès la cause d'où elle procède, les divergences s'établissent entre les médecins ; ses effets altérants échappent à l'analyse chimique, tout en se révélant par une succession de phénomènes de plus en plus graves. Le lymphatisme est l'état organique le plus apte à la recevoir ; l'hérédité, la voie de transmission presqu'inévitable ; le séjour dans les habitations nouvellement construites, dans les lieux humides et obscurs, la circonstance qui favorise le plus son efflorescence et peut-être même sa génération.

Je suis convaincu que cette dernière cause devient surtout dominante pendant le sommeil, son influence s'exerçant alors sur un sujet immobile et passif.

Si l'air respiré est puisé dans un milieu où il stagne et où il ne reçoive pas l'action vivifiante de la lumière, il arrive dans les poumons dépourvu des qualités essentielles à la vivification du sang.

L'oxygénation est tenue aujourd'hui pour une opération complexe, puisque l'oxygène lui-même peut être dans des conditions de convenance ou d'infériorité. La présence de l'ozone, oxygène électrisé, dans l'air respirable, donne à celui-ci des propriétés, dont nous ne pouvons nous figurer l'importance qu'en nous remettant en mémoire tous les phénomènes qui se développent dans les corps inertes sous l'influence de cette cause catalytique si universellement répandue, l'électricité.

Si cet agent suffit à provoquer des combinaisons chimiques, qui ne se fussent point opérées sans son intervention, comment l'acte si complexe de la respiration se fera-t-il intégralement si l'air

respiré ne contient pas d'ozone? Et, si cette inté-
gralité fonctionnelle n'existe pas, qui pourra cal-
culer les troubles que portera dans l'organisme
entier un sang insuffisamment impressionné? Que
deviendront les résidus? Comment circuleront les
liquides les moins animalisés, si le sang ne peut
leur transmettre cette influence vitale qu'il a vai-
nement demandée à une respiration incomplète?
Les liquides blancs, qui progressent déjà avec tant
de lenteur, vont être ralentis. Aussitôt que la capil-
larité ne sera plus là pour aider aux mouvements
de la lymphe, la lymphe s'arrêtera dans les troncs
et dans les glandes; elle s'y accumulera, et, au
lieu de s'y enrichir, dilatera les alvéoles de la substance corticale, qui bientôt s'enflammeront en pro-
testant contre cet encombrement gênant et brise-
ront leurs faibles textures. D'où ces suppurations
interminables et caractéristiques.

En outre de cette influence sur le sang, il en
est une autre, dont il faut tenir grand compte dans
la genèse de la scrofule, je veux parler de celle de
l'air sur la peau, qui n'étale pas seulement ses
papilles nerveuses pour percevoir les sensations
du toucher, mais aussi pour puiser dans le milieu
ambiant des stimulants auxquels la lumière et
l'électricité ne sont point étrangères. Ai-je besoin
de rappeler tout ce que notre organisme est en
droit d'attendre de ces agents externes, en présence des faits de lymphatisme et de chlorose qui,
par leur absence, atteignent les végétaux?

Et les vaisseaux lymphatiques et la lymphe, dont
j'ai parlé tout à l'heure, n'ont-ils rien à recevoir

de ces mêmes facteurs dont l'importance est si grande pour le résultat final, l'animation et la vie?

A l'appui de cette manière de voir, il me serait facile de citer des faits nombreux et concluants, corroborés par des observations identiques empruntées à la clinique de mes confrères. Il n'est pas rare de voir des engorgements strumeux survenir chez des personnes qui avaient couché dans des appartements récemment bâtis, et se limiter au coté du corps qui était le plus voisin du mur suspect. Ce fait-là n'établit-il pas une influence directe, si pittoresquement exprimée par cette locution vulgaire et patoise : le malade a tiré, c'est-à-dire a absorbé l'humidité du mortier? C'est avec raison que le mortier est accusé, car son action est constante, invariable et spécifique.

Cette théorie, je le sais, est en opposition manifeste avec la plupart des opinions reçues, qui font commencer la maladie dans une élaboration imparfaite du chyle. Mais s'il en était ainsi, toute dyspepsie devrait infailliblement conduire à la scrofule, et les plus terribles qu'il m'ait été donné d'observer n'ont point eu ce résultat. Ce qu'on a pris pour le fait primordial n'est au contraire qu'une des expressions ultimes de la diathèse scrofuleuse. C'est elle qui porte son action jusque dans les chylifères et les glandes lymphatiques, qui empêche la formation des corpuscules de la lymphe, leur transformation en corpuscules sanguins, appelés aussi globules du sang ou plasma sanguin : et cela n'arrive d'ordinaire que lorsque l'invasion scrofuleuse a eu lieu.

Il est à présumer que la guérison de cette maladie s'opère par toutes les vóies ouvertes au remède : par la peau, dont les eaux du Miral réveillent le fonctionnement multiple; par l'estomac et tout l'appareil digestif, dont elles augmentent les sucs, en excitant les glandes utriculaires à pepsine, les glandes de Brünner, de Lieberkünn, les plaques de Peyer, les follicules solitaires des intestins grèles, etc., et en rendant ainsi au chyle du sang des qualités compromises ou perdues.

N'est-il pas étonnant que ce soit la peau qui, dès le début de la maladie, perde la première sa coloration et sa vitalité? que les parties le plus souvent à nu soiént tout d'abord frappées : le cou? que ce soit dans l'appareil lymphatique superficiel et sous-maxillaire que les premières stases s'opèrent? que les phénomènes morbides constitutionnels puissent tarder à paraître si longtemps après la constatation de ces engorgements ganglionnaires extérieurs? et qu'enfin des influences médicatrices parfaitement localisées, l'insolation, l'électricité, des compresses imbibées de la source de la Galerie, aient si vite dissipé des glandes lymphatiques plus ou moins anciennes?

Le calorique seul, ai-je dit en commençant, sans rien changer à la constitution chimique d'un corps, peut transformer en substance inerte un des poisons les plus violents, le phosphore. Quoi de surprenant que, de la présence d'un agent électrique ou lumineux dans l'élément vital par excellence, l'air ambiant, dépendît la santé, et que son absence fût la cause première de perturbations humorales susceptibles de devenir diathésiques ?

Il se passe en nous des phénomènes tellement subtils, que nous ne pouvons nous en rendre compte par l'aspect que présente la scène sur laquelle ils se produisent. L'anatomie a fouillé tous nos tissus, disséqué les anastomoses de nos vaisseaux, poursuivi nos nerfs jusqu'à leur origine ; Vierordt a compté dans un millimètre cube de sang humain 5,055,000 globules, où Welker, par une méthode un peu différente, n'en avait trouvé que 4,600,000 ; la chimie a jeté dans ses creusets nos chairs, nos os et nos liquides, et tout s'est réduit à quelques principes immédiats que les corps inorganiques peuvent revendiquer. Que penser de cela ? sinon que la matière est le substratum de la force, mais que celle-ci est la vie. Les véhicules de vie et de mort, les liquides fécondants et les venins, le pus ordinaire et le vaccin, ne sont pour le chimiste que de l'albumine, de la gélatine et de la sérosité. Aussi devons-nous avoir souvent présentes à l'esprit ces mémorables paroles de Laplace : « Aux limites de cette anatomie » visible commence une autre anatomie dont les » phénomènes nous échappent; au milieu de cette » physiologie extérieure et toute de formes, d'ac- » tion et de mouvements, se trouve une autre » physiologie invisible, dont les principes, les » procédés et les lois sont bien autrement impor- » tants à connaître. »

J'espère que nul homme sérieux ne sera maintenant surpris de me voir chercher des causes morbides là où, pour les esprits superficiels et légers, il pourrait paraître vain et ridicule de porter ses investigations. Je me crois quelque peu autorisé, dans mes interprétations des effets curateurs des eaux thermales, à aller au-delà des phénomènes chimiques ordinaires et à me demander si, au contact des eaux salines-chlorurées et bromo-iodurées avec la peau, il ne se dégage pas des courants électriques latents capables de produire des cures, qu'après les expériences négatives de MM. Milne Edward, Collard de Martigny et Claude Bernard on ne saurait attribuer à l'absorption des principes minéralisateurs ?

CHAPITRE VII.

CLINIQUE.

OBSERVATION I. — *Cachexie scrofuleuse.* — Le 7 juillet 1861, j'interrogeai et j'examinai Victorine F...... Voici ce que j'appris :

Cette jeune fille, âgée de 22 ans, née à Valence, est brune, vive, intelligente, d'un tempérament nerveux franchement exprimé allié à une prédisposition native aux engorgements glandulaires. Celle-ci est souvent le lot des personnes dont la peau, est d'un blanc nacré, transparente, dont le pigmentum semble manquer de vigueur. A l'âge de 5 ans, elle eut un engorgement sous-maxillaire gauche très-considérable. Les glandes hypertrophiées furent longtemps indolentes et se dissipèrent à la longue sans suppurer. C'est à 14 ans que la menstruation s'établit. A 15 ans, Victorine fut recueillie à l'orphelinat de R...... Là, sans cause connue, les règles se supprimèrent, et peu de temps après des douleurs rhumatismales, tout au moins annoncées comme telles, envahirent successivement toutes les parties du corps. Il paraît même qu'une anasarque se déclara. J'eus, dit-elle, le ventre, les jambes et les mains très-enflés.

Dirigée sur Lyon, elle entra à l'Hôtel-Dieu dans le service de M. Gromier. Douze bains de vapeur provoquèrent des sueurs considérables, dissipèrent les douleurs et l'hydropisie, et rappelèrent les règles. Mais un trouble profond s'était fait dans tout l'organisme. Bientôt la scrofule, qui s'était manifestée de bonne heure, éclata avec violence. Toutes les glandes lymphatiques du cou, surtout à gauche, prirent un développement énorme. Elles formaient une grappe considérable, dit la malade, pour indiquer la forme mamelonnée de ces tumeurs strumeuses, qui étaient en réalité formées d'un grand nombre de glandules. Elles furent traitées successivement par les frictions iodurées, le séton au chlorure de zinc, et nécessitèrent enfin dix fois l'intervention de la lancette. C'était comme une suite de tumeurs allant de la clavicule à l'oreille gauche et envahissant même le cuir chevelu. En même temps, on administra à l'intérieur l'huile de foie de morue et l'iodure de fer.

Malgré un traitement si rationnel, si actif, et un séjour de trois mois à l'Hôtel-Dieu, la malade, un mois après sa sortie, dut se présenter à la consultation de l'Antiquaille. Nous sommes en 1859. Il y a toujours suppuration des glandes sous-maxillaires. On prescrivit la tisane de feuille de noyer et on persista dans le traitement ioduré interne et externe. Amélioration notable, cicatrisation des plaies, mais persistance de l'engorgement. Aussi bientôt une nouvelle poussée se fait ; des abcès se forment, et il faut encore favoriser l'issue du pus par la lancette. Un érysipèle phlegmoneux envahit toute la moitié du cuir chevelu, du côté gauche ; on l'ouvre à différentes reprises : il s'en écoule une grande quantité de pus. Victorine est rentrée à l'Hôtel-Dieu. Cependant l'engorgement glandulaire est tel que la grappe strumeuse remonte beaucoup plus haut que l'oreille ; la parotide est envahie. Il est impossible à cette malheureuse fille de desserrer les dents. A tout cela se joint une toux accompagnée de crachats abondants. Elle revient à l'orphelinat.

En face de tous ces phénomènes concomitants, on fut autorisé à croire que l'heure de la suppuration du tubercule pulmonaire avait sonné. Les sueurs colliquatives, le dépérissement général annonçaient même une période ultime et un dénouement fatal et prochain. Les tumeurs étaient du volume du poing, colorées en violet, dures, bosselées. On se décide à essayer les eaux du Miral en boissons et en bains. Le service médical n'y était pas encore organisé.

La faiblesse est telle que la malade ne peut se rendre de la voiture au bain. Elle a des frissons continuels ; la maigreur est extrême ; elle tousse et expectore des crachats que personne n'a examinés. On est obligé de la mettre dans sa baignoire remplie d'eau de la source du Cerisier, la seule connue en 1860. Son bain est à une température très-élevée. Un peu moins chaud, il procure une sensation de froid qui fait grelotter la malade.

Victorine F..... commence son traitement le 25 juin et le continue sans interruption pendant douze jours. Elle boit deux verres de la source avant de se mettre au bain. A partir du huitième jour elle ne veut plus consentir à être transportée en voiture; les sueurs du matin ne reparaissent pas; la toux et l'expectoration diminuent; l'appétit se manifeste; la tumeur s'affaise. Elle fait à pied le trajet de R..... au Miral, et parcourt ainsi chaque jour huit kilomètres.

Tout le long de l'année elle s'est crue guérie; les glandes avaient étonnamment diminué de volume; toute suppuration était tarie, lorsqu'au mois de mai de cette année 1861 une nouvelle poussée s'est faite vers le système glandulaire cervical et sous-maxillaire. Les anciennes plaies offrent une cicatrice luisante, rouge, tendre et prête à éclater. Les glandes, qui se succèdent en chapelet, sont dures, peu douloureuses au toucher et assez mobiles. La peau qui les recouvre est légèrement teintée en violet. Les règles, depuis les bains de l'année passée, sont rétablies.

Victorine F..... prend un bain le 9 juillet 1861, avec parties égales d'eau du Cerisier et de celle de la Galerie, à une température de 35°; elle y reste une heure chaque fois; boit un verre d'eau de la Galerie en y entrant et un verre à sa sortie. Je lui conseille aussi d'appliquer sur les glandes des compresses imbibées d'eau de la Galerie. Elle continue ce traitement jusqu'au 14 juillet, et s'en trouve à merveille. Les glandes ont diminué de volume et la peau a repris une coloration meilleure. Elle doit continuer ; mais, croyant mener les choses plus vite, elle fait préparer ses bains avec l'eau de la Galerie pure. Une agitation extrême se déclare bientôt ; la peau se rubéfie et un érysipèle envahit la face. Tout se passe cependant sans suppuration. Le traitement n'est pas repris ; malgré cette imprudence, l'état général et local sont excellents, et les glandes sont beaucoup moins développées.

Cette observation est une des plus concluantes que l'on puisse fournir à l'appui des propriétés anti-scrofuleuses du Miral, je dirai même anti-tuberculeuses, car il y a tout lieu de croire que la phthisie était déclarée au moment où les eaux sont intervenues. Mais un fait isolé n'a pas de valeur. J'en possède quelques autres que je rapporterai avec moins de détails.

Victorine F..... n'était pas la seule orpheline qui eût besoin des eaux du Miral. Les trois jeunes filles, dont je vais raconter très-brièvement les observations, l'accompagnaient et suivaient le même traitement pour les mêmes affections, ne variant que d'intensité.

Observation II. — *Scrofules.* — *Écrouelles.* — Marie T..... est âgée de 16 ans. Elle a été réglée à 15. Elle est d'un tempérament lymphatique-sanguin, et sa physionomie est caractérisée par le développement de l'angle de la mâchoire, qui est remarquable chez beaucoup de scrofuleux. Les glandes du cou, très-engorgées, se succèdent en chapelet ; celles de la portion cervicale supérieure, ainsi que les sous-maxillaires, sont en suppuration. Il y a longtemps que la maladie existe, à en juger par les cicatrices vicieuses, lisses et frêles, que j'observe dans le voisinage des points qui fournissent le pus. C'est surtout le côté gauche qui est affecté. La dernière glande abcédée est ouverte depuis huit mois, et la plaie a une étendue de 6 centimètres. Je signale un commencement de goître. Les digestions se font bien.

Elle a pris huit bains dans l'eau de la source du Cerisier, l'année passée. Ils ont produit la guérison des plaies dont j'ai décrit les cicatrices. Cette année, elle commence le 9 juillet, interrompt cinq jours après le traitement que j'ai institué exactement semblable à celui du cas précédent. Elle revient le 10 août. Les glandes ont diminué considérablement de volume. Elle recommence. Mais il ne m'a pas été donné de suivre cette cure qui, bien qu'irrégulière, a produit des résultats excellents, si j'en crois les renseignements qui m'ont été fournis.

OBSERVATION III. — *Scrofules.* — *Écrouelles.* — Emilie R....., âgée de 15 ans, est aussi une orpheline de l'établissement de R..... Elle porte des deux côtés du cou des glandes qui suppurent depuis un an. Elle a suivi le même traitement que Marie T....., et s'en est également bien trouvée.

OBSERVATION IV. — *Scrofules.* — *Ecrouelles.* — Eudoxie M....., de Vassieux, appartient aussi à l'orphelinat. Elle a 17 ans. Je lui en aurais donné à peine 12, tant elle est petite. La diathèse scrofuleuse est exprimée là, au côté gauche, par une plaie large, à bords boursouflés, profonde, qui s'étend depuis le lobule de l'oreille jusqu'à la clavicule, et met à nu les muscles de la partie inférieure de la face et de toute la région latérale du cou. A droite, le cou est horriblement déformé, tant l'engorgement est considérable. Elle suit le même traitement, avec les mêmes interruptions. De plus, on doit panser la plaie avec de la charpie imbibée d'eau de la Galerie. On m'annonce que la plaie est à peu près cicatrisée.

OBSERVATION V. — *Scrofules.* — Auguste E....., né d'un père sain et d'une mère rachitique, habite avec sa famille une maison humide qui reçoit peu de soleil. Il est âgé de 17 ans. Il a une claudication résultant d'une introversion très-marquée des genoux, et une tuméfaction considérable des extrémités des os longs. Le rachitisme et la scrofule ont laissé sur lui leur commune empreinte. Je lui ai ouvert à plusieurs reprises des abcès strumeux aux joues, surtout à gauche. Sur l'arrête inférieure du maxillaire il porte encore une cicatrice très-boursouflée, rouge, irrégulière. Le coude droit est chaud quoique pâle, tuméfié et déformé ; les mouvements sont très-limités et extrêmement douloureux.

Il commence le 6 août, et prend un bain avec de l'eau de la source du Cerisier, mitigée avec un quart d'eau ordinaire ; il boit tous les matins un verre de la même source. Il se manifeste de la diarrhée. Je suspends l'eau en boisson. Après le

troisième bain, deux abcès s'ouvrent, l'un sur la
tête du radius, l'autre à la partie inférieure et
interne du bras. Il en sort un pus séreux. Le 12
août, après sept bains, le malade va beaucoup
mieux : plus de chaleur au bras ; liberté très-grande
de l'articulation huméro-cubitale ; peu de pus. La
glande sous-maxillaire a considérablement diminué. — Le soir, application de compresses imbibées
d'eau de la Galerie, sur le coude et sur la tumeur
de la joue ; pas de bain, reprise de l'eau en boisson.
Le 18 août il recommence les bains ; après le on-
zième, la boursouflure cicatricielle du maxillaire
s'est affaissée, et la tumeur de l'articulation du
coude s'est dissipée : la maladie a rétrogradé si
bien que la guérison est prochaine. Elle n'a pas
tardé en effet à s'établir. Ce jeune homme a repris
son travail de cordonnier.

OBSERVATION VI. — *Cachexie scrofuleuse.* —
Phthisie tuberculeuse commençante. — Les résultats que j'ai obtenus chez la jeune fille qui est le
sujet de cette observation sont trop remarquables
pour que je ne doive pas transcrire ici tous les détails recueillis pendant le traitement hydrominéral.

Mademoiselle H... X..., de Die, est âgée de 25
ans, petite, frêle, délicate, née de parents sains,
d'un tempérament lymphatique. Elle fit à l'âge
de 8 ans, du haut d'une échelle, une chûte qui
causa un ébranlement général et détermina, la
frayeur aidant, l'éclosion des germes morbides en-
fermés jusqu'ici dans des prédispositions évidentes.
Les glandes cervicales s'engorgèrent ; l'inflamma-
tion s'en empara bientôt et se termina par des

suppurations successives qui, depuis, n'ont jamais
tari. Le dépérissement a été souvent tel que, main-
tes fois, l'existence a été mise en danger. Mlle H.
est réglée. Elle porte sur la joue droite une longue
croûte rouge sanglante, qui n'est que du pus soli-
difié et mêlé avec du sang fournis par la plaie
qu'elle recouvre. Cette croûte est entourée d'une
auréole rouge, boursouflée, indiquant que ces parties, devenues spongieuses, sont imprégnées de
lymphe et de sérosité purulente. Descendant le
long du côté droit du cou, attaquant tous les ganglions hypertrophiés qui sont rangés au bord
externe du muscle sterno-cléido-mastoïdien, une
ulcération hideuse occupe toute la partie supérieure de la poitrine, remonte à gauche et forme
comme un horrible collier. Des croûtes d'un aspect
livide, entrecoupées de cicatrices vicieuses, bri-
dées, recouvrent toute cette partie. Les chairs
voisines sont rouges et tuméfiées par du pus qui
stagne en dessous.

L'état général est déplorable, le sang est pau-
vre, l'aglobulie manifeste, et le bruit de souffle
au cœur et aux carotides dénonce un état semi-
chlorotique. Les règles sont conservées. La dyspepsie, inséparable de la cachexie, existe. De plus,
il y a des suffocations continuelles, de la matité à
la partie supérieure des poumons, probablement
tuberculeux, de la toux et des crachats purulents.
Le pouls est actif, surtout le soir ; les sueurs arrivent pendant le sommeil. Si j'ajoute à ce cortége
de symptômes, que Mlle H. a eu cet hiver deux
hémoptisies, j'aurai fait la description d'un état

cachectique scrofuleux porté à son plus haut degré, et dénoncé, dans les poumons, l'existence
de tubercules en train de suppurer.

Je conseille les eaux iodo-chlorurées du Miral,
en boisson, en fomentations et en bains. Voici ce
qui se passe sous leur influence : mademoiselle
H..... commence son traitement le 25 juillet 1861;
elle prend un bain avec 25 litres de la source de la
Galerie, mêlés à de l'eau ordinaire; elle y reste
une heure à une température de 35°. Je la vois
après son sixième bain. Toutes les croûtes de la
partie antérieure de la poitrine sont tombées et
laissent à découvert les plaies en voies de cicatrisation. L'appétit est meilleur; les digestions se font
bien; le sommeil n'est pas troublé; la malade se
plaint de transpirer jour et nuit. Continuation du
traitement.

Le 10 août, elle a pris douze bains consécutifs :
plus de croûtes, si ce n'est à la joue droite et à
la partie inférieure et gauche du cou. La cicatrisation des plaies avance, se constitue d'une manière louable, et toute imbibition du tissu cellulaire
sous-cutané a disparu. Le 18 août, l'amélioration
est toujours progressive. Les forces reviennent à
mesure que la toux et les crachats diminuent.
Suspension du traitement pendant dix jours.

Le mardi, 28 août, mademoiselle H..... recommence ses bains. La plaie de la joue droite, longue de sept centimètres, à bords rouges et tuméfiés,
est à moitié guérie et les bords en sont applatis :
en sorte que je compte voir se compléter dans
quelques jours la cicatrisation de cette plaie *ou-*

verte depuis quatre ans. A la partie supérieure latérale et gauche du cou, deux petits abcès *constamment ouverts depuis huit ans,* sont fermés par une bonne cicatrice. Une autre plaie, transversale à la clavicule gauche, profonde, longue de 10 centimètres, entourée de ce boursouflement caractéristique de la scrofule, est à peu près guérie; et, grâce à l'affaissement des bords et à l'élévation du fond de la plaie garni de bourgeons de bonne nature, cette énorme réparation d'une plaie, qui avait, il y a huit jours, les dimensions que je viens de donner, sera parfaite à la fin de cette semaine. En outre de ces résultats si inespérés, l'aspect des anciennes cicatrices est meilleur, et l'état général est très-satisfaisant.

Ainsi, l'observation si intéressante de Victorine F..... trouve un pendant et une confirmation dans celle de mademoiselle H..... Les crachats purulents, la toux, les sueurs colliquatives s'arrêtent ici. Tout marche vers une restauration intégrale et complète, avec une telle rapidité, qu'il faut reconnaître aux eaux iodo-chlorurées-calciques du Miral une action spécifique contre la scrofule et la tuberculose.

L'état moral marche à l'avenant. Habituellement triste, mademoiselle H..... est devenue gaie, enjouée, et une sorte de taciturnité et de timidité habituelles ont fait place au besoin d'expansion qu'elle satisfait en faisant le récit de ses maux, qui ont duré dix-sept ans. Elle ne tousse plus, ne crache plus. La respiration s'étend à la partie supérieure des deux poumons, où elle était très-obscure;

4

les râles à grosses bulles ont cessé. Le cœur a repris la régularité de ses mouvements, et à mesure que les signes de chloro-anémie s'effacent, ceux d'une réparation radicale paraissent. Mes pieds et mes mains qui avaient toujours été froids, dit-elle, sont chauds maintenant. Elle prétend que cette eau fait dormir.

Quelques autres malades m'ont dénoncé le même fait, qui semble en opposition avec l'agitation et l'insomnie dont la plupart se plaignent. Cette contradiction n'est qu'apparente ; l'excitation se produisant chez des personnes d'un tempérament sanguin très-marqué, et le phénomène inverse ayant lieu chez des lymphatiques et des cachectiques.

J'ai occasion de voir souvent mademoiselle H..... Malgré l'hiver, tous les merveilleux effets qu'elle a obtenus en une saison hydro-minérale se sont maintenus et continués.

OBSERVATION VII. — *Affection strumeuse des pieds*. — Mademoiselle G....., de Die, née de parents sains, âgée de 22 ans, est atteinte depuis une douzaine d'années d'une affection des pieds, qu'il est difficile de caractériser, mais qui, greffée sur une constitution éminemment lymphatique, me paraît être une variété de la scrofule.

Les deux pieds sont déformés par une accumulation, sous la plante, de tissu cellulaire, induré, infiltré, et laissant se dégager une sueur permanente, froide et visqueuse. De plus, le talon droit offre une plaie profonde de 3 centimètres, à bords grisâtres, à fond rouge violacé, comme si les chairs avaient subi une longue macération dans l'eau. Il s'en écoule une sérosité incolore qui tache le linge, comme le ferait un vésicatoire.

Le talon gauche a présenté le même mal. La plaie s'en est fermée, non par la formation de chairs de bon aloi, mais par un bourgeonnement violet, qui a laissé au centre un petit trajet fistuleux, résultant de la rencontre de tout les bourgeons charnus et du manque de cohésion et de continuité. Les doigts de pieds, surtout le gros orteil, sont énormes ; les pieds sont courts, larges, arrondis. La marche est difficile.

Inutile de dire tous les traitements qui ont été dirigés infructueusement contre cette maladie, depuis les injections iodées jusqu'au fer rouge. Les bains de mer améliorèrent, en 1859 et 1860, l'état général et l'état local. Les plaies étaient réduites à de simples pertuis. L'état semi-chlorotique persiste.

Cette jeune fille a pris dix-huit bains et s'en est très-bien trouvée. Les pieds sont moins gros, les suintements presque taris. L'état général est meilleur.

Je suis en possession de quelques autres observations de maladies scrofuleuses, singulièrement amendées par l'usage interne et externe des eaux du Miral. Mais il m'a paru plus avantageux de donner *in extenso* celles que j'ai relatées que de les empiler en grand nombre et sans détails.

J'ajouterai à cette première série trois faits transitoires : deux d'engorgements lymphatiques promptement dissipés, et le troisième d'une bronchite catarrhale accompagnée d'un état nevrosique général, guéri en peu de jours.

OBSERVATION VIII. — *Glande indurée.* — Louise L......, âgée de 9 ans, fut pendant les quatre premières années de sa vie, grosse, forte, colorée, ce qu'en un mot on appelle une belle enfant. Tout à coup elle grandit, fit un jet rapide. Les formes et le fond changèrent aussitôt. Elle devint pâle, languissante, sensible à l'excès, et peu de temps après le quinquina et le fer durent être administrés contre cet état chlorotique, révélé par la paleur générale, par la décoloration des gencives, les palpitations de cœur, le bruit carotidien et la perversion du goût. Elle se rétablit.

Cependant une glande s'était montrée au niveau de l'angle du maxillaire inférieur gauche. Elle était mobile, insensible, dure et du volume d'une grosse noix. Depuis quinze mois, elle avait résisté aux fondants, lorsque je tentai d'en obtenir la résolution par l'électricité. Mais le plus faible courant provoqua des cris, et, la frayeur aidant, cette unique séance ne produisit qu'une surexcitation extraordinaire et des pleurs.

A bout de moyens, j'engageai les parents à faire venir quelques bouteilles de la source de la Galerie, à en imbiber du coton qu'on tiendrait sur la glande. Ce conseil fut suivi, et je fus très-étonné, huit jours après, de trouver la tumeur réduite de moitié. La diminution n'a plus été si rapide, parce que l'eau avait à agir sur un noyau induré. Néanmoins, le 12 août, la glande n'existait plus. Les applications avaient duré un mois.

OBSERVATION IX. — *Glandes indurées.* — Mademoiselle E.... B..... a neuf ans. Elle est d'un tempérament lymphatique et sanguin. De bonne heure elle a été sujette à des engelures dont la suppuration est telle que les plaies dégénèrent en ulcération profonde. Elle a eu, il y a cinq ans, des bulles nombreuses de pemphigus, puis une ophtalmie chronique que la pommade de la veuve Farnier guérit, et de temps en temps quelques éruptions.

Sous l'influence seule de ces circonstances, et sans cause occasionnelle connue, une glande s'est montrée, il y a un an environ, sur le bord supérieur de la clavicule droite. Elle est aujourd'hui du volume d'une noix. Indolore et roulant facilement sous les téguments, dont la coloration n'est pas altérée, elle pourrait être prise pour un kyste, si un chapelet de glandules montant jusqu'à la partie supérieure du cou, et un semblable engorgement des ganglions lymphatiques du coté opposé n'en indiquaient franchement la nature.

J'ordonne l'eau du Cerisier en boisson, les applications de coton trempé dans la source de la Galerie, et des bains mitigés. Le traitement commence le 14 juillet. Le 22, la glande principale a diminué. Le 25, fièvre·hydrominérale. Reprise de bains le 1ᵉʳ août. Amélioration progressive. Chose remarquable, à peine cette enfant est-elle mise au bain, que tout son corps se recouvre de plaques rouges et arrondies, annonçant la présence d'un principe dartreux à détruire. Les ganglions et la glande continuent à disparaître après la cessation du traitement. L'état général est très-bon, et les engelures ont été moins nombreuses et moins cruelles cette année.

OBSERVATION X. — *Bronchite catarrhale.* — *Névrose.* — *Aglobulie.* — Agée aujourd'hui de 47 ans, mariée jeune, mère de nombreux enfants, d'une constitution délicate et affaiblie, d'une extrême impressionnabilité, madame B....., de Luc, a été sujette à de fréquentes bronchites catarrhales, qui ont été assez intenses pour menacer les poumons de dégénérescence phthisique. De violentes névralgies, ajoutées à toutes les causes ci-dessus énoncées, ont favorisé une prédisposition qui, en se développant, a donné naissance à une névrose générale du système abdominal, d'où accès hystériques, vapeurs, flatuosités, dyspepsie, faiblesse extrême.

Le 21 juin 1861, je fus appelé à lui donner mes soins ; je la trouvai couchée dans le décubitus dorsal, la face amaigrie, les yeux caves, la tête prise de douleurs névralgiques intolérables. Sous l'influence d'un traitement approprié, la convalescence s'établit. A peine remise, elle est saisie tout à coup d'une bronchite qui la jette de nouveau dans une extrême faiblesse. L'état névrosique reparaît. Elle tousse sans cesse, expectore des crachats nummullaires muqueux ; des sueurs profuses arrivent ; la jambe droite est enflée ; l'appétit nul. Elle me demande à user des eaux du Miral. Malgré mon refus, elle se met à boire, tous les matins, un verre de la source du Cerisier, prend un bain avec la même eau mélangée par moitié avec de l'eau douce. Depuis six jours elle suivait ce traitement sans fatigue, lorsque je la revis. Je la trouvai sensiblement mieux : elle ne toussait presque plus, et l'expectoration était moins abondante. Elle prend encore quatre bains. Aujourd'hui 5 août, je la trouve dans un état très-satisfaisant. Elle n'a plus ni toux, ni crachats, ni sueurs ; l'œdème de la jambe droite, un peu variqueuse, est dissipé ; l'appétit est bon ; les digestions se font bien, et la satisfaction est telle que madame B..... se plaît à me rappeler mon refus, et se félicite d'avoir passé par-dessus ma résistance.

Cette cure n'a rien de merveilleux. Quoique la poitrine fût sérieusement menacée, il n'existait encore nulle lésion organique. Cependant, rapprochée des guérisons de Victorine F...... et de mademoiselle H....., ce fait acquiert une valeur réelle, et sanctionne les idées de M. Andral et de M. Amédée Latour sur l'efficacité du chlorure de sodium dans le traitement de la phthisie.

Dans l'impossibilité de donner d'abord quelques considérations générales sur les dartres, je me borne à rappeler : qu'elles ne sont d'ordinaire que les manifestations externes d'un principe antérieur, profond, susceptible d'être transmis par l'hérédité, du vice dartreux ; qu'il ne faut jamais se contenter d'un traitement local en pareil cas, et surtout se garder de proclamer des guérisons qui souvent ne sont qu'une répercussion de la maladie sur les muqueuses, ou sur des organes plus essentiels.

La source du Cerisier présente à l'analyse une constitution chimique favorable à la neutralisation du principe dartreux, et son administration *intus* et *extrà* a déjà donné des résultats qu'il importe de signaler.

OBSERVATION XI.— *Eczéma chronique.*— Mlle Mélanie R....., âgée de 16 ans, a été modérément réglée à 14 ans. Née de parents morts jeunes et d'affections pulmonaires, elle est d'un tempérament lymphatico-sanguin, brune, intelligente, mais sans vivacité. Elle digère mal ; la tête est toujours alourdie ; les jambes et les lombes sont le siége d'une pesanteur particulière. Les règles ont disparu depuis trois mois.

Sans cause connue, il y a six mois, les bras et le dos des mains furent tout à coup envahis par un *eczéma,* caractérisé par le prurit extrême que l'éruption occasionne, par la couleur rouge et le suintement jaune séreux des surfaces malades. Je prescris des bains tièdes avec la source du Cerisier étendue d'eau ordinaire, et la même source en boisson, à la dose de deux verres le matin. Les trois premiers bains amènent une surexcitation assez vive des parties malades, qui se calme bientôt. Le prurit disparaît le premier. Après le dixième bain, la dyspepsie et la céphalée ont cessé. L'eczéma est très-pâle, et je n'aperçois plus de suintement. Les eaux ont produit de la lassitude, de la faiblesse dans les jambes et un peu de diarrhée. Quelques coliques qui traversent les lombes et le bas-ventre me font présumer l'approche des règles. Elle a commencé son traitement le 3 août.

Le 18 août, elles arrivent facilement et abondan-
tes. Tous les malaises disparaissent. Les surfaces
malades reviennent à une coloration normale.
Cette jeune fille quitte l'établissement après avoir
pris vingt bains. Elle se croit guérie.

OBSERVATION XII. — *Eczéma de l'oreille.* — Mademoiselle R...., de Die, âgée de 12 ans, d'une
constitution délicate, d'un tempérament lymphatique et nerveux, a eu souvent des conjonctivités
palpébrales. C'est surtout depuis un an que des
poussées se sont faites vers les parties latérales de
la tête, et depuis deux mois les oreilles et les parties environnantes sont rouges, saignantes, cou-
vertes de petites vésicules d'eczéma et de squam-
mes provenant de la sérosité qui s'est desséchée au
contact de l'air. Elles sont le siége d'un prurit violent. Cette enfant boit de l'huile de foie de morue,
à l'aide de laquelle on a remonté la constitution.
Le 22 juillet, elle prend un premier bain, à 28°,
avec l'eau du Cerisier, étendue de moitié d'eau
ordinaire. Le soir, on fait des applications sur
les oreilles de compresses imbibées de la même
source, dont la jeune malade boit un verre tous
les matins. Elle a pris douze bains, et a été guérie.
Je l'ai revue souvent depuis. La guérison ne s'est
pas démentie.

Ce fait n'est pas sans valeur. On sait, en effet,
combien souvent cette affection est rebelle.

OBSERVATION XIII. — *Impétigo figurata.* — *Glandes.* — *Goître.* — Eugénie B....., de Mensac, née
de parents sains, est une jeune fille de 18 ans,
d'une forte constitution et d'un tempérament san-

guin. Elle est bien réglée depuis cinq mois. Il y a
déjà sept ans, elle remarqua que des glandes s'é-
tablissaient au cou, et que des démangeaisons assez
vives se faisaient sentir à la même région. La peau
devenait d'un rouge vif, se terminant par des bords
irréguliers, et était garnie de petites pustules. Cette
dartre s'était portée du cou au pli du coude, aux
jarrets. Elle est aujourd'hui sous le menton, et a
conservé tous les caractères que j'ai signalés, ceux
de l'*impétigo figurata*. Les glandes sont assez considérables pour altérer les formes du cou déjà
compromises par un goître. A droite et à la
région cervicale moyenne, est une glande de la
grosseur d'une petite noix, incolore, indolore et
mobile ; c'est surtout à gauche qu'existe l'empâte-
ment général.

Elle commence, le 16 août, son traitement : par
trois verres de la source du Cerisier, un bain avec
la même source, étendue par moitié d'eau ordinaire, compresses imbibées de la même eau minérale sur la dartre et de celle de la Galerie sur le
goître et les glandes.

J'ai vu cette jeune fille au sortir de son sep-
tième bain. La dartre du cou est moins vive, et le
prolongement, qui allait jusque sous le menton,
ne se reconnaît plus qu'à la coloration un peu plus
vive de la peau. Je l'invite à ne pas nouer les men-
tonnières de son bonnet, et à quitter une petite
pointe en laine qui lui sert de cravate. Chose remarquable, le tour du cou, au niveau du goître, a
diminué de trois centimètres en une semaine. Les

selles et les urines n'offrent rien de particulier. Il
y a de la lassitude et des sueurs profuses.

Eugénie B..... prend encore sept bains. Je la
revois le 26 août. La glande principale a disparu;
le goître a considérablement diminué, et l'empâ-
tement de gauche se ramollit et se résout.

J'ai appris depuis que l'impétigo est guéri, et
qu'il ne s'est pas montré de nouveau aux articulations du coude et du jarret.

OBSERVATION XIV. — *Acné rosacea* ou *couperose*.

M. V...., âgé de 48 à 50 ans, est d'un tempérament bilioso-nerveux. Depuis plusieurs années,
l'extrémité du nez est le siége d'un gonfle-
ment considérable et d'une rougeur vive. A
certains moments de l'année, au printemps surtout, une poussée se fait de ce côté; alors le nez
est rouge violacé, douloureux; quelques pustules
s'y établissent, et les veines y prennent un développement variqueux. M. V.... a essayé sans succès
de bien des moyens généraux et locaux combinés
avec un régime approprié. Le mal n'avait rien
perdu en intensité ni en étendue. De guerre lasse,
il a eu recours aux eaux du Miral. Il a bu chaque
jour trois verres de la source du Cerisier, et il en
a tenu des compresses sur le nez. L'amélioration
a été prompte, et telle qu'il ne reste qu'une faible
rougeur, sans ardeur ni prurit.

OBSERVATION XV. — *Plaie d'arme à feu.* — Dans
la dernière expédition de Kabylie, M. L...., capi-
taine de zouaves, fut frappé d'une balle qui, ren-
contrant le coude fléchi, entra par la partie externe
de l'avant-bras et vint sortir à la face interne du

ɔras. La plaie était cicatrisée, mais le membre
était amaigri et d'une extrême faiblesse. Cet offi-
cier vint à Luc et prit les bains du Miral, qui acti-
vèrent si bien la circulation nerveuse et vasculaire
de la partie malade, qu'en peu de temps ce bras,
incapable du moindre effort, avait repris des chairs
et assez de force pour permettre à M. L... de
faire sa partie de boules.

Dans une notice destinée à rechercher les qualités d'eaux minérales jusqu'ici inexplorées, et à
en instruire les médecins et les malades, il y a
place tout d'abord pour les spéculations théoriques. Plus tard elles devront occuper moins d'é-
tendue, à mesure que les faits cliniques deviendront plus nombreux. Mais d'ici là je suis autorisé, même par l'analogie de la composition de nos
eaux avec celles des stations hydro-minérales
ayant fait leurs preuves, à conclure à l'existence
probable de propriétés identiques.

Aussi, à la suite de la diathèse scrofuleuse, re-
présentée par tous les cas morbides qui remplis-
sent l'accolade ouverte devant elle (page 42),
puis-je, sans témérité, ranger successivement :

1° *Le rachitisme,* qui a bien quelque lien de
parenté avec l'affection précédente, et pour lequel
on a recours, avec succès, à peu près à la même
médication ;

2° *Les paralysies,* sur lesquelles les eaux chlorurées exercent une influence curatrice réelle,
due à l'excitation nerveuse qu'elles sont si spécialement aptes à produire ;

3° *La chlorose et l'anémie,* qui rencontrent dans

les eaux du Miral des éléments toniques et recon-
stituants, parmi lesquels le fer doit jouer le prin-
cipal rôle;

4° *L'aménorrhée, la dysménorrhée, la stérilité,* qui ont pour siége des organes sur lesquels
les eaux du Miral agissent par une sorte de prédi-
lection, en excitant les réseaux vasculaires et nerveux, et auxquels elles rendent des aptitudes particulières, suivant la forme même sous laquelle
elles sont employées, fomentations, douches des-
cendantes et ascendantes, continues ou intermittentes, alternativement froides ou chaudes, selon
la méthode écossaise, etc.;

5° *La leucorrhée,* qui, aussi bien en tant qu'affection catarrhale que provenance d'un principe
dartreux répercuté, a droit de prendre rang dans
notre tableau clinique;

6° *Le goître,* qui s'est présenté une fois sous
l'influence de nos eaux, et a diminué aussitôt avec
une rapidité étonnante;

7° *La cachexie paludéenne,* dont on a obtenu si
souvent la guérison par l'administration du chlorure de sodium, recommandé par M. Piorry? Qui,
en se souvenant des cures obtenues en pareil cas
par l'hydrothérapie, n'espèrera, avec la même
méthode soutenue par l'action propre des eaux
chlorurées, guérir radicalement des fièvres intermittentes anciennes, et dissiper les engorgements
spléniques et mésentériques, qu'ils soient causes
ou conséquences ?

8° *Les plaies par armes à feu,* qui trouveront
ici une prompte guérison, à en juger par le seul

5

cas qui se soit présenté, dans lequel le bras reprit,
sous l'influence des eaux, des forces et des chairs;

9° *Les constitutions chétives*, qui recevront,
par l'action des eaux du Miral, une impulsion telle
que le remontement général sera rapide et sûr.

La richesse des eaux n'est pas seulement constituée par l'abondance de telle ou telle substance
minérale, mais surtout par la rencontre dans leur
sein de nombreux éléments médicateurs, qui auront tour à tour à exercer leur action. Il semble
qu'il soit peu rigoureux de raisonner ainsi et de
compter sur chacun des agents minéralisateurs
suivant la variété morbide qui se présente.

Et cependant on a de bons motifs pour porter
successivement ses espérances sur tous les éléments constitutifs des eaux minérales; car il y a
une sorte d'affinité entre le remède et le mal qu'il
est destiné à guérir, en vertu de laquelle le médicament agit plus particulièrement dans certaines
conditions données, et passe au contraire inaperçu,
si la condition favorable à l'exercice de sa spécificité ne se rencontre pas.

Ainsi, il arrive, en effet, que c'est tantôt l'un ou
l'autre des médicaments, entraînés dans les eaux,
qui agit, tandis que les autres sont éliminés à la
hâte. Cette explication, que je ne crois pas sans valeur, trouve sa place quand le moment arrive de
faire comprendre comment tant de maladies différentes, sans connexité d'origine, peuvent être
guéries par la même eau minérale.

S'il est vrai que la spécificité du médicament est
constituée par une sorte d'affinité qui porte le

remède à l'encontre du mal et détermine la neutralisation de celui-ci par celui-là, les explications
qui précèdent sont les seules qu'il y ait à donner.

Ce n'est donc pas sans raison que j'espère voir
toutes les maladies que j'ai signalées trouver au
Miral une solution favorable ; si je ne fais qu'énumérer à la hâte les motifs qui doivent décider mes
confrères à me confier de pareilles cures, ce
n'est pas que je n'aie plus rien à dire pour établir
des convictions d'autant plus faciles qu'elles doivent être opérées chez des médecins plus instruits, mais c'est surtout pour ne pas abuser des
meilleures choses, entre lesquelles je distingue
l'attention du lecteur.

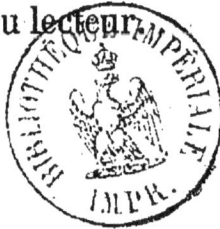

273

VALENCE, IMPRIMERIE DE JULES CÉAS.

www.ingramcontent.com/pod-product-compliance
Lightning Source LLC
Chambersburg PA
CBHW071239200326
41521CB00009B/1544